MARAGE

DOCTEUR EN MÉDECINE

ET

DOCTEUR ÈS-SCIENCES

Audition et Phonation

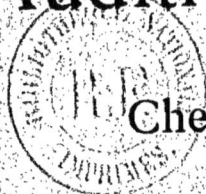

Chez les sourds-muets

(Lecture à l'Académie de Médecine, octobre 1907.)

Chez l'Auteur, 14, rue Duphot, Paris (I).

AUDITION ET PHONATION
CHEZ LES SOURDS-MUETS

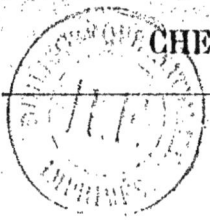

L'oreille peut entendre trois sortes de vibrations : les *bruits*, la *musique*, la *parole* ; on a donc trois procédés pour développer l'audition.

Or les *bruits* fatiguent l'oreille.

Les *vibrations musicales*, employées en Allemagne, sont assez mal supportées, lorsque leur intensité augmente ; de plus, elles ne permettent pas de mesurer d'une façon précise l'acuité auditive.

Reste la *parole*. Comme celle-ci est très complexe, il faut éliminer les harmoniques accessoires et ne conserver que les vibrations fondamentales : J'ai donc employé les voyelles synthétiques OU, O, A, É, I.

L'appareil qui les produit, la sirène à voyelles, permet d'avoir des sons de timbre bien déterminé, auxquels on peut donner une hauteur quelconque en faisant varier la vitesse de rotation des plateaux, et une intensité plus ou moins grande en augmentant ou en diminuant la pression de l'air.

J'ai, du reste, indiqué dans des travaux antérieurs la méthode que j'employais.

Mais ce que je veux préciser aujourd'hui, ce sont les résultats que l'on obtient chez les sourds-muets à un triple point de vue :

1° *Le diagnostic du siège de la lésion* ;

2° *Le développement de l'acuité auditive* ;

3° *La transformation du timbre vocal.*

1° DIAGNOSTIC DIFFÉRENTIEL. — On fait entendre successivement au sourd-muet les cinq voyelles synthétiques, et l'on détermine quelle intensité il faut donner à chacune d'elles pour qu'elle soit perçue.

On constate que l'on obtient deux résultats très différents :

Ou bien la surdité est due à une affection de l'oreille moyenne ; alors la voyelle A est toujours mieux entendue que les autres ; puis viennent les voyelles E et O ; enfin, les voyelles OU et I ;

Ou bien l'on se trouve en présence de lésions plus ou moins graves de l'oreille interne et des centres auditifs, et l'on a des trous dans l'audition, certaines voyelles, tantôt les unes, tantôt les autres, étant bien plus mal entendues.

On a donc ainsi un moyen très simple de faire le diagnostic différentiel des lésions de l'oreille moyenne et de l'oreille interne, en comprenant dans le mot, oreille interne, les origines réelles du nerf auditif.

Le *pronostic* est naturellement variable ; si le malade, à l'inverse de ce qui se passe à l'état physiologique, entend bien les sons graves et mal ou pas du tout les sons aigus, il est le plus souvent inutile de faire des exercices, les résultats sont insignifiants.

On peut donc d'avance faire une sélection et ne s'adresser qu'à des sujets chez lesquels on pense pouvoir obtenir de bons résultats.

2° Examinons maintenant le DÉVELOPPEMENT DE L'AUDITION.

Chez presque tous les sujets on arrive à faire entendre plus ou moins les vibrations musicales ; il n'en est pas de même pour la parole ; en effet, de ce qu'un sourd-muet entend les vibrations de la sirène sous des pressions assez faibles, variant de 10 à 20 millimètres, il ne s'ensuit pas du tout qu'il puisse arriver à comprendre des phrases : *il les entend, mais il ne les comprend pas* et il lui est impossible de les répéter ; il faut donc dans le pronostic faire entrer cette considération nouvelle : le sujet entend telle voyelle sous telle pression, et *il peut la répéter* avec la note au moins approchée sur laquelle la voyelle est émise.

Les quelques remarques que je viens de faire montrent comment, d'avance, on pourrait, si l'on voulait, préparer des expériences donnant à volonté de bons ou de mauvais résultats, puisque la mesure de l'acuité auditive, d'une part, et la constatation que le sourd-muet peut répéter ou non ce qu'il entend, d'autre part, permettent de prévoir ce que l'on pourra obtenir.

Dans un travail précédent, j'ai recueilli les observations de dix élèves regardés comme des sourds complets ; les expériences avaient été faites à Bourg-la-Reine, sous le contrôle de M. le professeur Gariel.

J'ai repris les mêmes recherches dans l'établissement de sourds-muets de Ronchin-lès-Lille : mais, à la demande du dévoué directeur de l'établissement, M. Chauvreau, je me suis adressé à des enfants chez lesquels on avait constaté certains restes d'audition, ce que les professeurs appellent des demi-sourds ; les exercices avec la sirène à voyelles ont été faits pendant six semaines par un des professeurs, M. Loubet. Mon rôle a consisté à mesurer l'acuité auditive des sujets, à choisir ceux qui, au point de vue clinique et au point de vue acoustique, pouvaient suivre les exercices avec chances de succès, enfin à indiquer le moment où les sourds-muets entendaient suffisamment pour commencer des exercices à la voix nue ; ces derniers exercices ont été faits pendant trois semaines par mon préparateur.

En un mot, j'ai rempli le rôle qui doit être celui du médecin dans les établissements de sourds-muets qui font les exercices acoustiques : choisir cliniquement les élèves, mesurer leur acuité auditive, et indiquer le moment où l'on peut se servir de la voix nue pour leur apprendre la langue française.

Pour un sourd-muet, en effet, une phrase correspond à certaines formes de la cavité buccale, s'il sait lire sur les lèvres ; elle correspond également à certains dessins, s'il sait lire et écrire ; mais elle ne correspond pas à certains sons ; il voit la langue française, il ne l'entend pas. Il fallait donc leur apprendre à entendre une phrase française, à la comprendre et à la répéter avec *l'intonation du professeur*.

La méthode employée est très simple : on écrit une phrase composée de quelques mots, on la fait lire à l'élève, et on la prononce, sans forcer la voix, lentement, correctement, avec l'intonation qui correspond au sens de la phrase ; on a soin de se placer à une distance de 50 centimètres à 1 mètre, en face du sourd-muet, qui a les yeux fermés.

Lorsque le sujet l'a bien entendue et bien répétée avec l'intonation du professeur, on passe à une autre phrase, puis à une troisième.

Alors on prononce les trois phrases dans un ordre quelconque et l'élève doit les répéter sans se tromper.

On apprend ainsi trois phrases par jour ; à la fin de la semaine on fait une répétition générale ; il suffit de cinq à dix minutes par jour et par élève.

C'est alors que l'intelligence intervient et que les progrès varient avec chaque sujet.

3° TRANSFORMATION DU TIMBRE VOCAL. — J'ajoute, et c'est le troisième point que je voulais étudier, que la voix des élèves qui avait, au début, le timbre si caractéristique de celle des sourds-muets, se modifie beaucoup. En effet ils entendent et s'entendent parler ; actuellement, ils répètent les intonations de leurs interlocuteurs, et l'on parvient à leur faire chanter des airs simples.

Les résultats se maintiennent ; j'ai pu suivre en effet, depuis plusieurs années, différents sujets, chez lesquels l'audition et la phonation ont continué à s'améliorer.

J'ai, du reste, fait venir ici plusieurs sourds-muets que vous pourrez examiner : L'une est une sourde-muette, soignée il y a quatre ans à Bourg-la-Reine, et à laquelle on a cessé depuis cette époque tout exercice. Actuellement elle est ouvrière, elle a un timbre de voix ordinaire, et dans son atelier on la traite comme une entendante qui aurait l'oreille un peu dure.

J'ai fait venir également des élèves de Ronchin ; ceux-ci naturellement n'ont pas encore une voix parfaite, puisqu'ils ne la travaillent que depuis quelques semaines, mais leur audition est très améliorée.

J'ai, du reste, représenté dans les graphiques que vous avez sous les yeux les résultats obtenus.

Le tracé en pointillé représente l'acuité auditive de l'oreille droite ; le tracé plein, celle de l'oreille gauche.

L'élève qui actuellement est le premier, est très intelligent, a six années d'études, et est plus âgé que ses camarades.

La voix de chaque sujet a été prise, au début, avec le phonographe, on peut donc la comparer avec sa voix actuelle. Je donne plus loin les observations des six élèves, prises par le professeur qui a fait les exercices.

Conclusions. — 1° Il existe dans les maisons de sourds-muets un certain nombre d'élèves dont l'audition peut être très améliorée pour la parole, et auxquels on peut donner une voix normale ;

2° Il y a dans ces mêmes établissements, un grand nombre d'élèves, regardés comme des sourds complets, dont l'audition peut être très améliorée pour la musique ;

3° Comme on peut savoir d'avance les résultats que l'on obtiendra, on ne fait pas d'exercices inutiles ;

4° Ces résultats se maintiennent même quand les exercices ne sont pas continués ; pourvu que le sourd-muet soit arrivé à entendre les bruits extérieurs.

5° Le développement de l'audition se faisant au moyen d'un appareil, et la voix n'intervenant que si l'enfant entend suffisamment, le professeur n'éprouve aucune fatigue. Il suffit de dix minutes par jour et par élève ;

6° Cette méthode ne tend pas à transformer le plan actuel des études dans les Institutions de sourds-muets ; elle est simplement une aide pour les élèves et les professeurs ; un sourd-muet, en effet, sera mieux armé pour la vie s'il a quelque reste d'audition, et si sa voix est bonne, que s'il possède un diplôme dans sa poche.

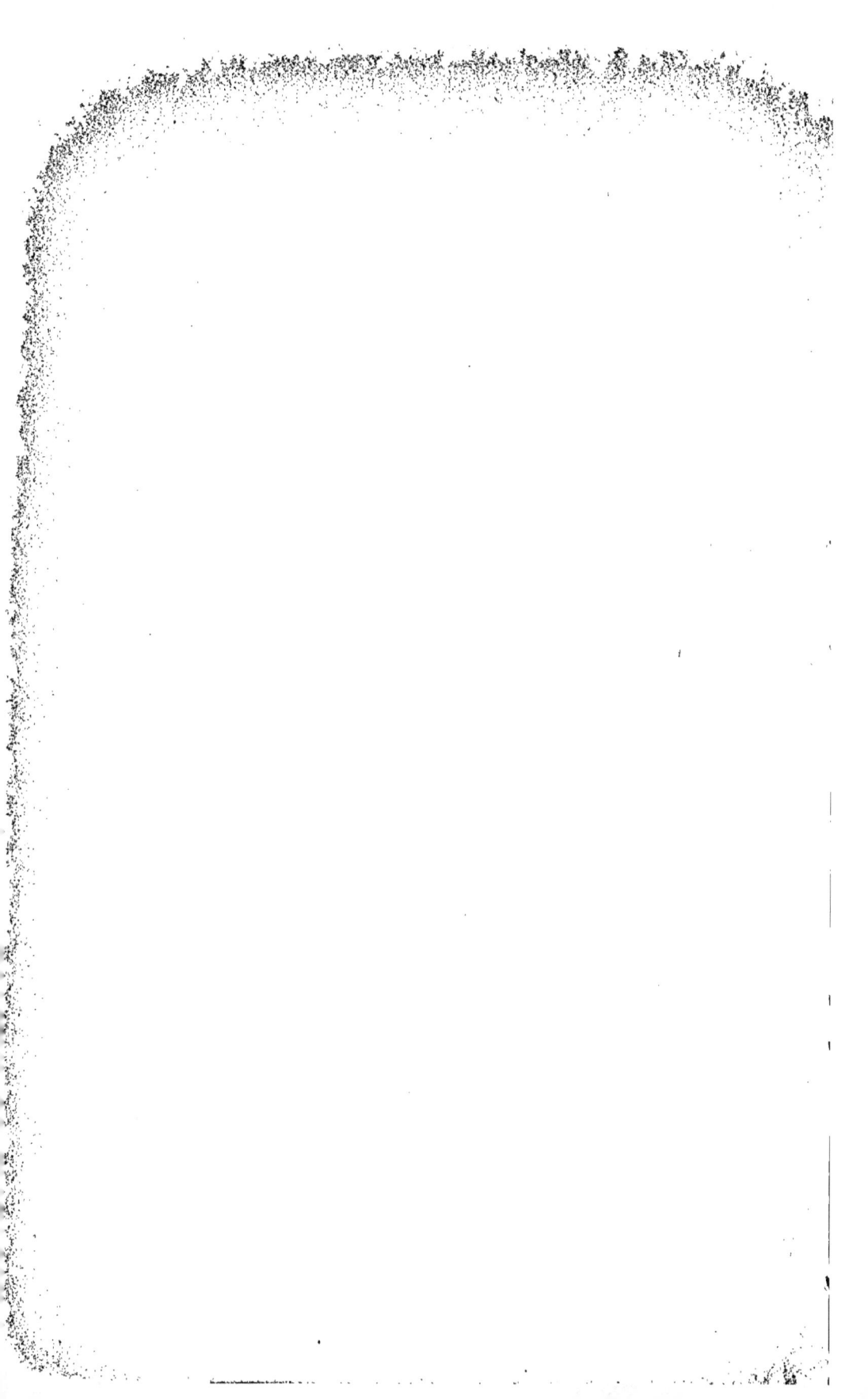

OBSERVATIONS PRISES

PAR LE PROFESSEUR

QUI A FAIT LES EXERCICES ACOUSTIQUES(¹)

(¹) Pour tous les tracés, on a adopté les dispositions suivantes : Le trait plein représente les modifications de l'audition de l'oreille gauche ; le trait pointillé, celles de l'oreille droite ; les chiffres représentent la moyenne des pressions sous lesquelles les cinq voyelles sont entendues : l'intensité du son est proportionnelle à cette pression : l'audition était mesurée chaque semaine. L'ordre des observations correspond aux progrès des élèves : le premier est celui qui actuellement entend et comprend le mieux.

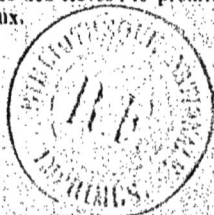

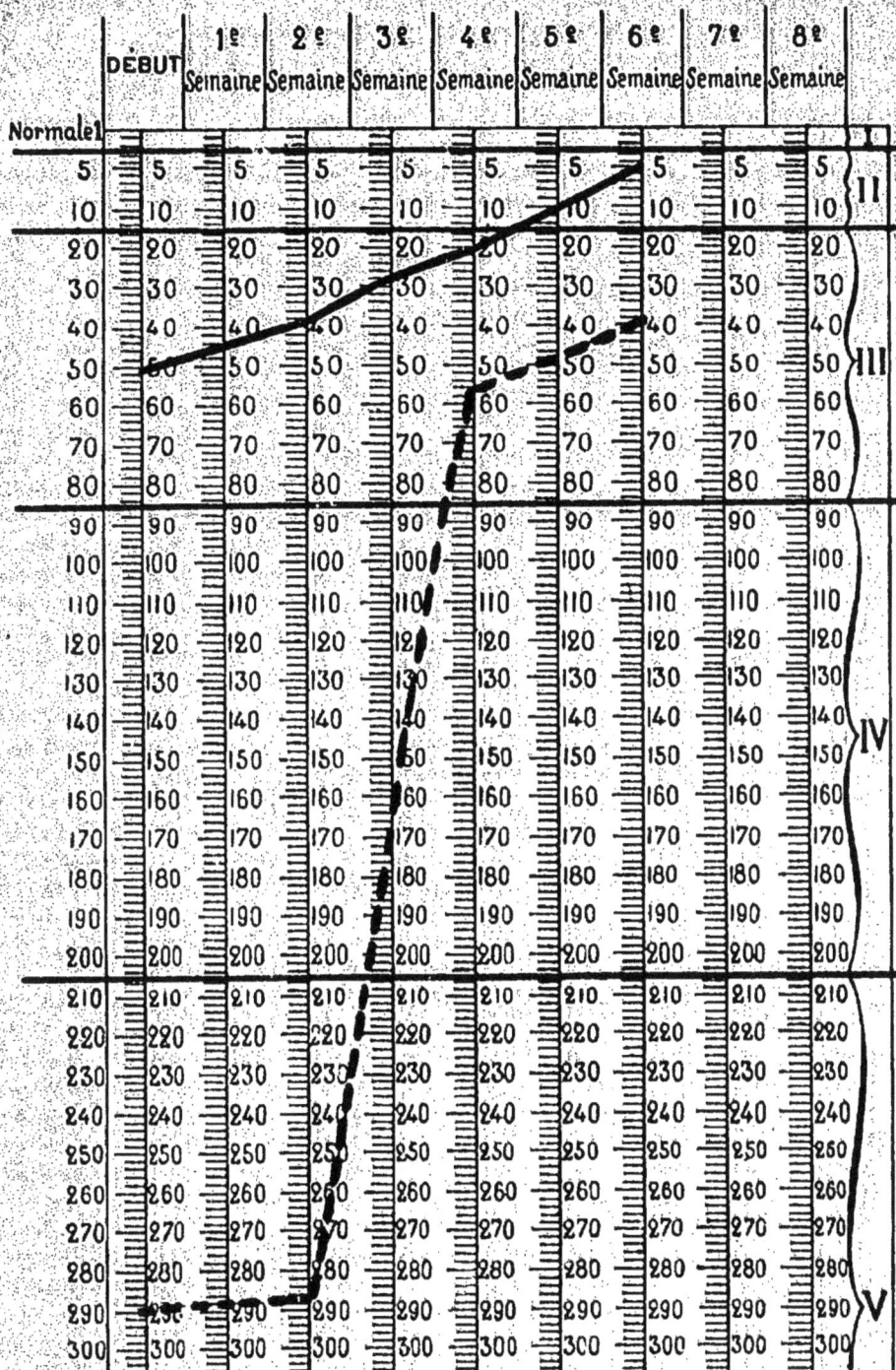

Fig. 1. — Le trait plein représente les modifications de l'audition de l'oreille gauche; le trait en pointillé, celles de l'oreille droite.

Li..... — Quatorze ans ; intelligent ; six années d'études.

Fièvre cérébrale à six mois. Croissance normale ; une sœur hydrocéphale, une autre sœur boiteuse.

Demi-sourd.

Traitement. — Six semaines de massage. A partir de la troisième semaine, exercices acoustiques à la voix nue.

Résultats. — Il entend n'importe quelle voix ayant une intensité normale. Il est inutile d'écrire des phrases, car il répète rapidement celles qu'il entend pour la première fois.

Il varie l'intonation presque comme un entendant. Il prononce mal les *ou*.

Il chante faux (¹), mais en variant l'intonation et cherche à la faire monter ou descendre suivant les indications du professeur.

Il ne fait pas l'octave, mais varie de plusieurs tons.

Il manifeste souvent qu'il entend des sons qu'il ne remarquait pas auparavant : orgue, chant des oiseaux.

C'est l'élève qui a donné les meilleurs résultats.

(¹) Cette expression, que nous emploierons plus loin, a besoin d'une explication : nous n'avions pas l'intention d'apprendre le chant à nos élèves, mais simplement celle de les habituer à moduler leur voix.

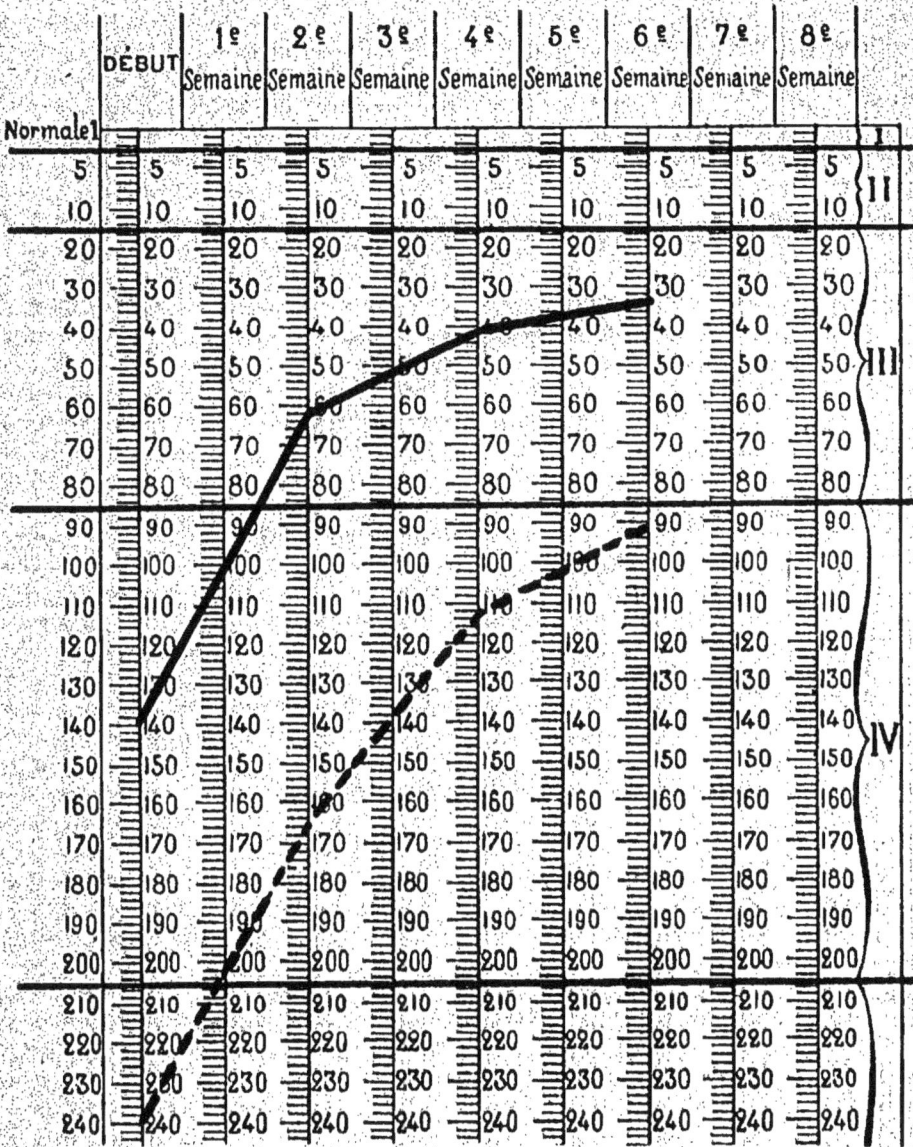

	DÉBUT	1e Semaine	2e Semaine	3e Semaine	4e Semaine	5e Semaine	6e Semaine	7e Semaine	8e Semaine
Normale1										I
5	5	5	5	5	5	5	5	5	5
10	10	10	10	10	10	10	10	10	10	II
20	20	20	20	20	20	20	20	20	20
30	30	30	30	30	30	30	30	30	30
40	40	40	40	40		40	40	40	40
50	50	50	50	50	50	50	50	50	50	III
60	60	60	60	60	60	60	60	60	60
70	70	70	70	70	70	70	70	70	70
80	80	80	80	80	80	80	80	80	80
90	90	90	90	90	90	90	90	90	90
100	100	100	100	100	100	100	100	100	100
110	110	110	110	110	110	110	110	110	110
120	120	120	120	120	120	120	120	120	120
130	130	130	130	130	130	130	130	130	130
140	140	140	140	140	140	140	140	140	140	IV
150	150	150	150	150	150	150	150	150	150
160	160	160	160	160	160	160	160	160	160
170	170	170	170	170	170	170	170	170	170
180	180	180	180	180	180	180	180	180	180
190	190	190	190	190	190	190	190	190	190
200	200	200	200	200	200	200	200	200	200
210	210	210	210	210	210	210	210	210	210
220	220	220	220	220	220	220	220	220	220
230	230	230	230	230	230	230	230	230	230
240	240	240	240	240	240	240	240	240	240

FIG. 2.

O..... — Quatorze ans, très intelligent; cinq années d'études.

Demi-sourd de naissance, sans cause connue.

Trois semaines de massage, puis interruption de quinze jours; il rentre à l'Institution, et l'on constate que son acuité auditive s'est améliorée pendant les vacances.

On recommence le massage, et on lui fait des exercices acoustiques à la voix nue.

Résultats en six jours. — Il entend la voix ayant une intensité normale, mais il a de la peine à comprendre les voix inconnues. Il répète rapidement les phrases déjà entendues, et presque aussi bien celles qu'il entend pour la première fois.

Il varie encore peu l'intonation, mais son timbre de perroquet se modifie déjà. Il prononce encore mal.

Il chante faux, mais il essaie de faire des notes graves et aiguës; il y arrivera vite, car il fait déjà presque l'octave.

Etant donné le peu de temps pendant lequel ces rapides progrès ont été obtenus, on peut prévoir avec lui d'aussi bons résultats qu'avec le précédent.

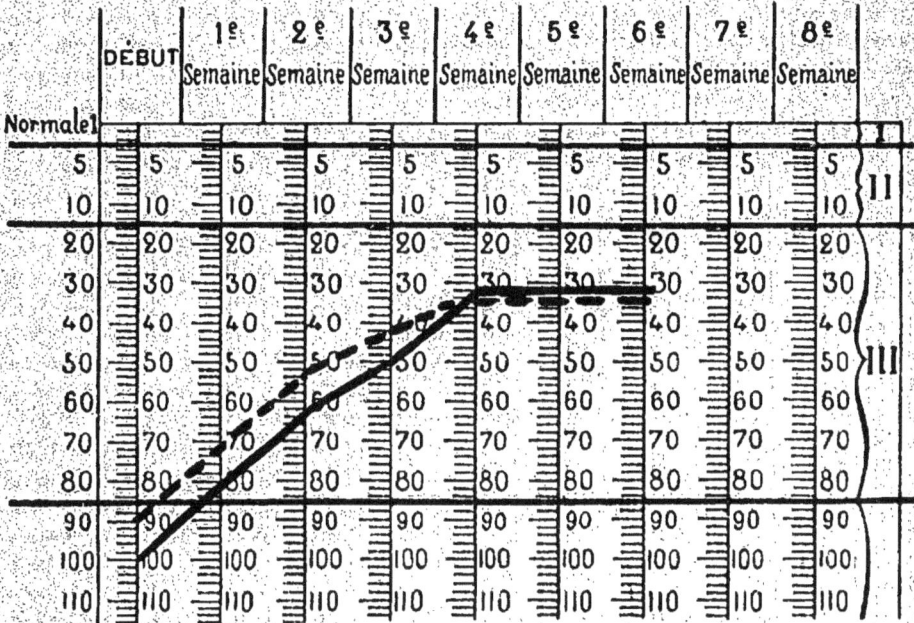

	DÉBUT	1ᵉ Semaine	2ᵉ Semaine	3ᵉ Semaine	4ᵉ Semaine	5ᵉ Semaine	6ᵉ Semaine	7ᵉ Semaine	8ᵉ Semaine	
Normale1										} I
5	5	5	5	5	5	5	5	5	5	
10	10	10	10	10	10	10	10	10	10	} II
20	20	20	20	20	20	20	20	20	20	
30	30	30	30	30	30	30	30	30	30	
40	40	40	40	40	40	40	40	40	40	
50	50	50	50	50	50	50	50	50	50	} III
60	60	60	60	60	60	60	60	60	60	
70	70	70	70	70	70	70	70	70	70	
80	80	80	80	80	80	80	80	80	80	
90	90	90	90	90	90	90	90	90	90	
100	100	100	100	100	100	100	100	100	100	
110	110	110	110	110	110	110	110	110	110	

FIG. 3.

L..... — Douze ans, intelligent, très étourdi et convaincu de sa supériorité. Trois années d'études.

Demi-sourd de naissance, sans cause connue.

Six semaines de massage. A partir de la troisième semaine, exercices acoustiques à la voix nue.

Résultats. — Il entend les voix qui lui sont connues, sans augmentation d'intensité. Il répète les phrases déjà entendues, mais en se trompant souvent parce qu'il veut aller trop vite. Quand il prend la peine de réfléchir, il répète très bien, mais seulement les phrases connues.

Il varie l'intonation en parlant, et il a un timbre assez agréable.

Il chante faux et fait l'octave sur *o* seulement. Il exige beaucoup de patience, à cause de son étourderie, qui ralentit un peu ses progrès.

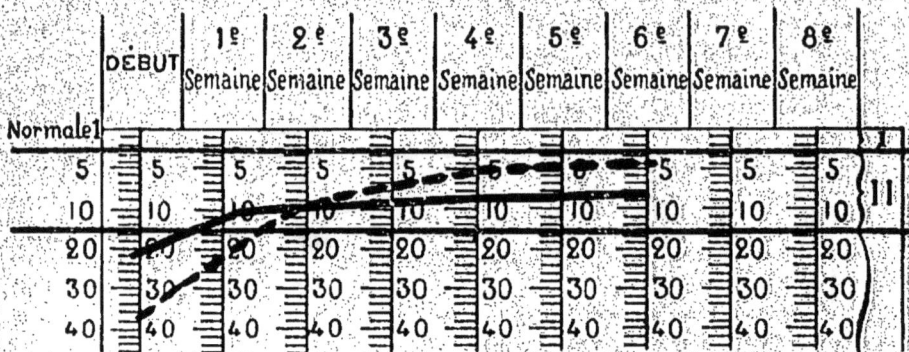

	DÉBUT	1ᵉ Semaine	2ᵉ Semaine	3ᵉ Semaine	4ᵉ Semaine	5ᵉ Semaine	6ᵉ Semaine	7ᵉ Semaine	8ᵉ Semaine
Normale 1									
5	5	5	5	5	5	5	5	5	5
10	10	10	10	10	10	10	10	10	10
20	20	20	20	20	20	20	20	20	20
30	30	30	30	30	30	30	30	30	30
40	40	40	40	40	40	40	40	40	40

Fig. 4.

D..... — Onze ans, intelligent, réfléchi, entêté, très bon élève pour les exercices. Trois années d'études.

Demi-sourd après méningite.

Six semaines de massage. A partir de la troisième semaine, exercices acoustiques à la voix nue.

Résultats. — Il entend les voix qu'il connaît sans augmentation d'intensité.

Il répète lentement, et sans se tromper, les phrases déjà entendues, mais il a de la peine à répéter les nouvelles phrases, il y arrive en réfléchissant.

Il crie en parlant, et il a un timbre monotone.

Il chante faux, mais donne des notes différentes et fait l'octave.

Il fait des progrès rapides.

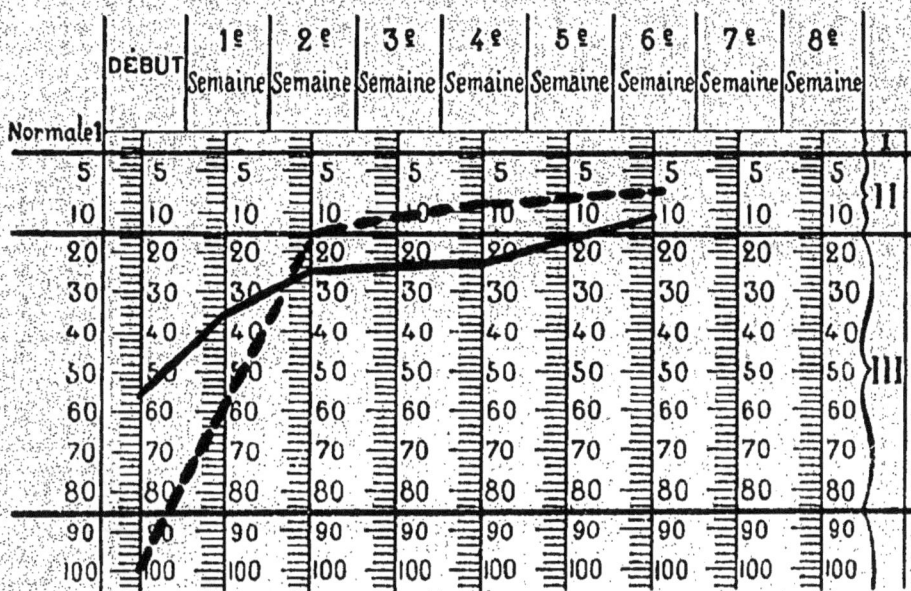

	DÉBUT	1ᵉ Semaine	2ᵉ Semaine	3ᵉ Semaine	4ᵉ Semaine	5ᵉ Semaine	6ᵉ Semaine	7ᵉ Semaine	8ᵉ Semaine
Normale1									I
5	5	5	5	5	5	5	5	5	5
10	10	10	10	10	10	10	10	10	10
20	20	20	20	20	20	20	20	20	20
30	30	30	30	30	30	30	30	30	30
40	40	40	40	40	40	40	40	40	40
50	50	50	50	50	50	50	50	50	50
60	60	60	60	60	60	60	60	60	60
70	70	70	70	70	70	70	70	70	70
80	80	80	80	80	80	80	80	80	80
90	90	90	90	90	90	90	90	90	90
100	100	100	100	100	100	100	100	100	100

Fig. 5.

H..... — Douze ans, très timide, intelligence moyenne.

Trois années d'études.

Demi-sourd.

Six semaines de massage. A la troisième semaine, on a commencé les exercices acoustiques à la voix nue.

Résultats. — Il entend les voix qu'il connaît sans augmentation d'intensité.

Il répète lentement, et après quelques secondes de réflexion, les phrases qu'il a déjà entendues.

Il a besoin de plus de temps encore pour les phrases nouvelles et s'y trompe souvent.

Il varie l'intonation, et il a un timbre doux et agréable.

Il chante faux, mais cependant pas d'une façon désagréable : on pourrait presque dire qu'il a l'oreille musicale. Il ne fait pas l'octave, mais varie les notes du chant.

Il permet de prévoir de bons résultats.

Nota. — Ces trois petits avaient été acceptés sans enthousiasme, et comme à l'essai seulement, des expériences précédentes ayant démontré que l'âge joue un rôle important dans les progrès des sourds-muets; mais leurs progrès rapides prouvent qu'on a eu raison de leur continuer les exercices acoustiques.

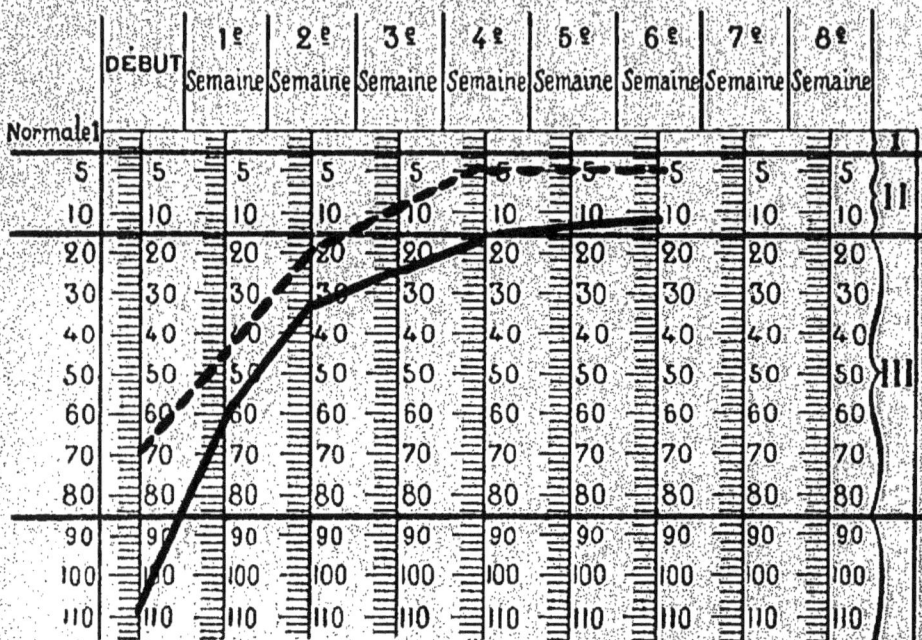

	DÉBUT	1ᵉ Semaine	2ᵉ Semaine	3ᵉ Semaine	4ᵉ Semaine	5ᵉ Semaine	6ᵉ Semaine	7ᵉ Semaine	8ᵉ Semaine
Normale 1									
5	5	5	5	5	5	5	5	5	5
10	10	10	10	10	10	10	10	10	10
20	20	20	20	20	20	20	20	20	20
30	30	30	30	30	30	30	30	30	30
40	40	40	40	40	40	40	40	40	40
50	50	50	50	50	50	50	50	50	50
60	60	60	60	60	60	60	60	60	60
70	70	70	70	70	70	70	70	70	70
80	80	80	80	80	80	80	80	80	80
90	90	90	90	90	90	90	90	90	90
100	100	100	100	100	100	100	100	100	100
110	110	110	110	110	110	110	110	110	110

Fig. 6.

G..... — Seize ans, peu intelligent, sept années d'études.

Un frère muet. Devenu sourd-muet après une maladie.

Six semaines de massage. A partir de la troisième semaine, exercices acoustiques à la voix nue.

Résultats. — Après trois semaines d'exercices acoustiques, il entend la voix sans augmentation d'intensité, mais il distingue mieux les voix qu'il connaît.

Il répète sans erreur les phrases apprises précédemment; il répète avec lenteur et en se trompant souvent celles qu'il n'a pas encore entendues. Il varie peu l'intonation en parlant et comprend difficilement ce que cette expression signifie, car il varie l'intensité quand on lui demande de varier la hauteur.

Il ne prononce pas mal, mais il a un timbre très monotone; ses professeurs remarquent pourtant que sa voix se modifie.

Il chante faux et sur très peu de notes; il ne fait pas l'octave en chantant, mais varie de deux ou trois tons seulement.

Il entend des bruits nouveaux : battements de mains, sons de cloche, etc.; mais, comme il est peu intelligent, il saisit lentement, et ses progrès, pourtant remarquables, ne sont pas rapides, malgré l'amélioration de son audition.

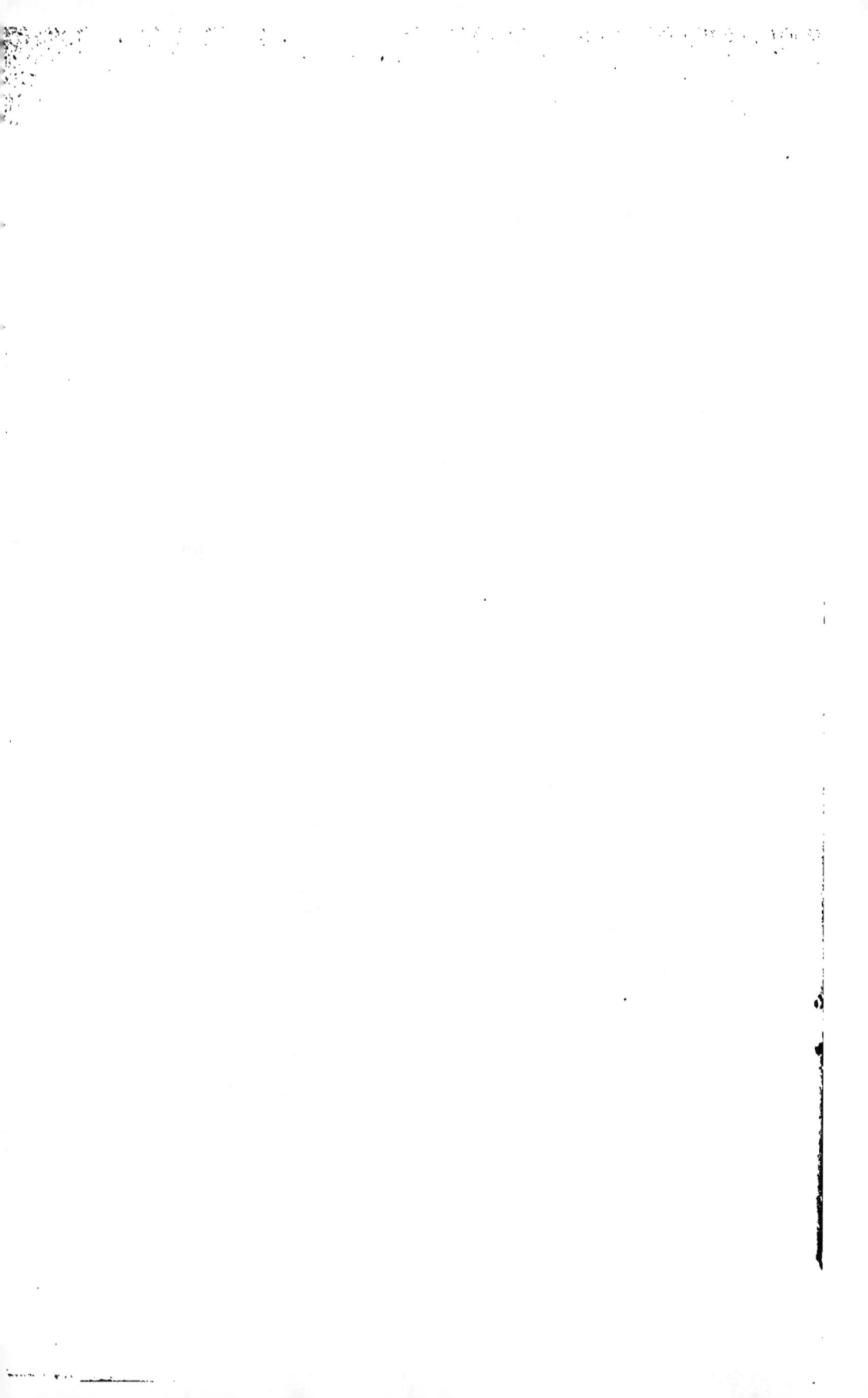

PRINCIPAUX OUVRAGES DU MÊME AUTEUR

Anatomie descriptive du sympathique thoracique des oiseaux (Médaille de la Faculté de Paris). In-8° de 68 p., avec fig. (David, éd.). Paris 1887.

Anatomie et histologie du sympathique des oiseaux. In-8° de 72 p., avec fig. et pl. en couleurs (Masson, éd.). Paris, 1889.

Note sur un nouveau sphygmographe (récompensé par la Faculté de médecine), 1889.

Traitement par la résorcine en solution concentrée de l'hypertrophie du tissu lymphoïde pharyngien, 1892 (Masson, éd.).

Étude des stéthoscopes.

Traitement de la diphtérie. In-8° de 40 p., 1894.

Traitement médical des tumeurs adénoïdes. In-8° de 35 p., avec fig. Paris, 1895 (Masson, éd.) (Académie de Médecine).

Les divers traitements de l'hypertrophie des amygdales. Paris, 1895 (Masson, éd.).

Serre-nœud électrique automatique et pince à forcipressure pour la région amygdalienne (récompensé par la Faculté de médecine). Paris, 1896 (Masson, éd.).

Note sur un nouveau cornet acoustique servant en même temps de masseur du tympan, 1897 (Masson, éd.).

Étude des cornets acoustiques par la photographie des flammes de Kœnig, 11 planches (récompensé par la Faculté et par l'Académie de Médecine). Paris, 1897 (Masson, éd.).

Contribution à l'étude des voyelles par la photographie (37 p.).

Comment parlent les phonographes (Cosmos, 1898) (Vie scientifique).

La voix des sourds-muets (Académie de Médecine, 5 avril 1898).

Résumé des conférences faites à la Sorbonne sur les voyelles.

Exercices acoustiques chez les sourds-muets.

Traitement de la surdité par le massage (Société de biologie).

La méthode graphique dans l'étude des voyelles (Institut).

Synthèse des voyelles (Institut).

Les phonographes et l'étude des voyelles. In-8° de 19 p., avec fig.

Rôle de la cavité buccale et des ventricules de Morgagni dans la phonation (Société de biologie).

Rôle de l'arthritisme dans la pharyngite granuleuse (Académie de Médecine, 1800).

Théorie de la formation des voyelles, avec 13 fig., ouvrage couronné par l'Institut (Prix Barbier, 1900).

Acoumètre normal, appareil couronné par la Faculté de médecine (Prix Barbier, 1900).

Rôle de la chaîne des osselets dans l'audition (Académie de Médecine, 1900).

Quelques remarques sur les otolithes de la grenouille (Institut, 1901).

Sur les otolithes de la grenouille (*Institut*, 1901).

Traitement scientifique de la surdité, travail couronné par l'Académie de Médecine (Prix Meynot, 1902).

A propos du liquide de l'oreille interne chez l'homme (*Société de biologie*, janvier 1902).

Contribution à la physiologie de l'oreille interne (*Institut*, janvier 1903).

Action sur l'oreille, à l'état pathologique, des vibrations fondamentales des voyelles (*Institut*, février 1903).

Pathogénie et traitement de l'otite scléreuse (*Revue des maladies de la nutrition*, janvier, avril, mai 1903).

A propos de la physiologie de l'oreille interne (*Institut*, mars 1903).

Action sur l'oreille à l'état pathologique des vibrations fondamentales des voyelles (*Institut*, février 1903).

Mesure et développement de l'audition chez les sourds-muets. In-8° de 68 p., avec 38 fig. (*Académie de Médecine*, 24 novembre 1903).

Mode d'action des vibrations sur le système nerveux (*Institut*, février 1904).

Comment on peut modifier la voix des sourds-muets (*Académie de Médecine*, 27 avril 1904).

Théorie élémentaire de l'audition (*Société française de Physique*, 1904).

Sensibilité spéciale de l'oreille physiologique pour certaines voyelles (*Institut*, janvier 1905).

Diagnostic différentiel des lésions de l'oreille moyenne et de l'oreille interne (*Académie des Sciences*, février 1905).

Mesure et développement de l'audition, 1905. In-8° de 117 p., avec 52 fig.

Contribution à l'étude de l'organe de Corti (*Institut*, octobre 1905).

Pourquoi certains sourds-muets entendent mieux les sons graves que les sons aigus (*Institut*, octobre 1905).

Qualités acoustiques de certaines salles pour la voix parlée, 10 fig. (*Institut*, avril 1906).

Contribution à l'étude de l'audition des poissons (*Institut*, 26 novembre 1906).

Photographie rapide des principales vibrations de la voix chantée et parlée (*Société philomathique*, janvier 1907).

La portée de certaines voix (*Académie de Médecine*, 21 mai 1907).

Travail développé pendant la phonation (*Institut*, 27 mai 1907).

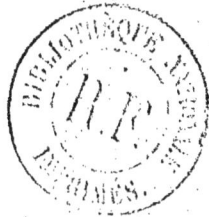

Tours. — Imprimerie DESLIS FRÈRES.

www.ingramcontent.com/pod-product-compliance
Lightning Source LLC
Chambersburg PA
CBHW060516200326
41520CB00017B/5058